DES FORMES

ET DU

STYLE DE LA PLAIDOIRIE

(7)

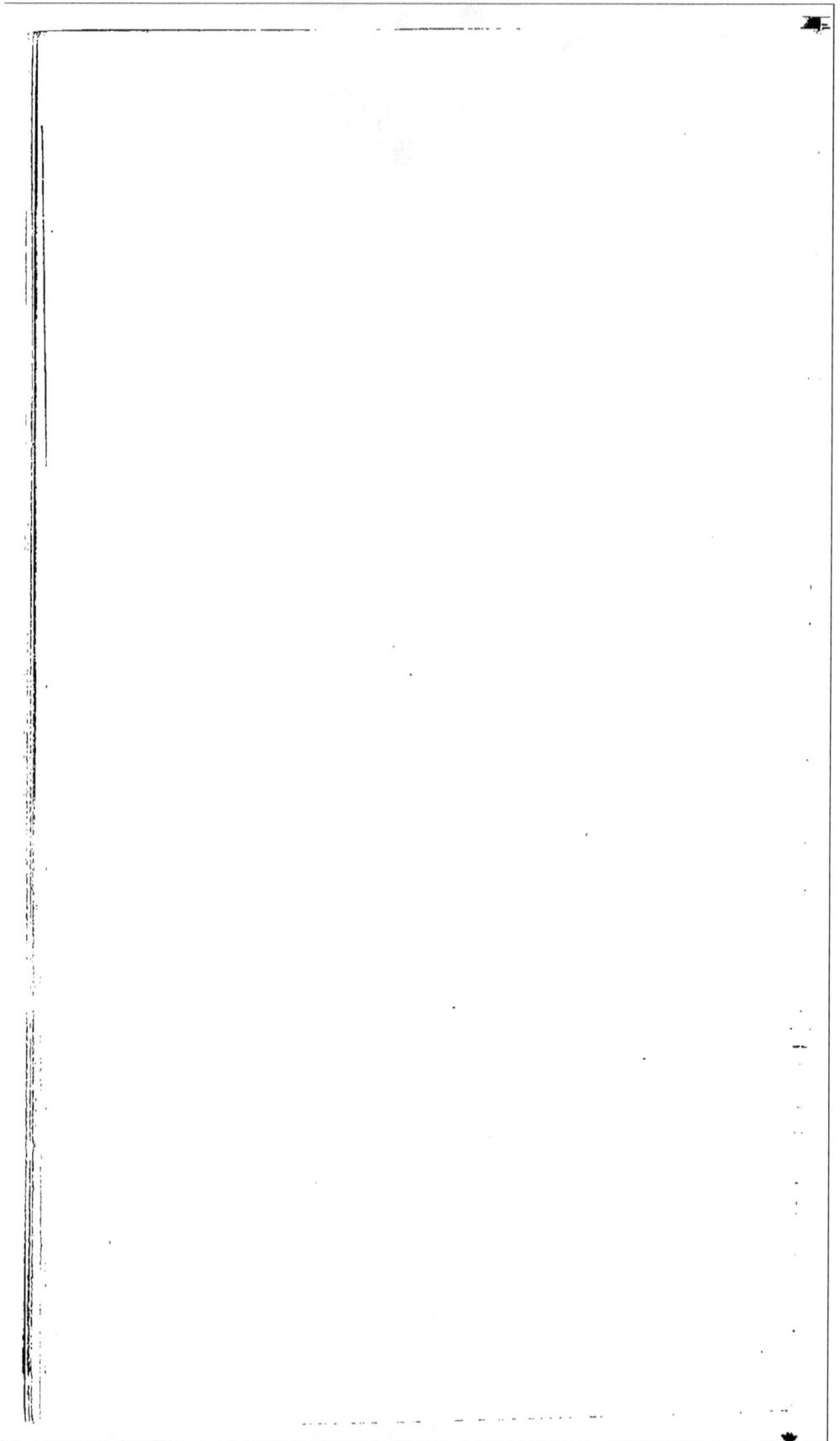

BARREAU DE PARIS

DES FORMES

ET DU

STYLE DE LA PLAIDOIRIE

DISCOURS

Prononcé à l'ouverture de la Conférence des Avocats

LE 3 DÉCEMBRE 1860

Par M. François BESLAY

AVOCAT.

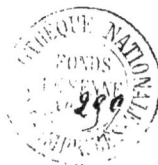

PARIS

IMPRIMERIE DE W. REMQUET, GOUPY ET Cⁱᵉ

RUE GARANCIÈRE, 5.

1860.

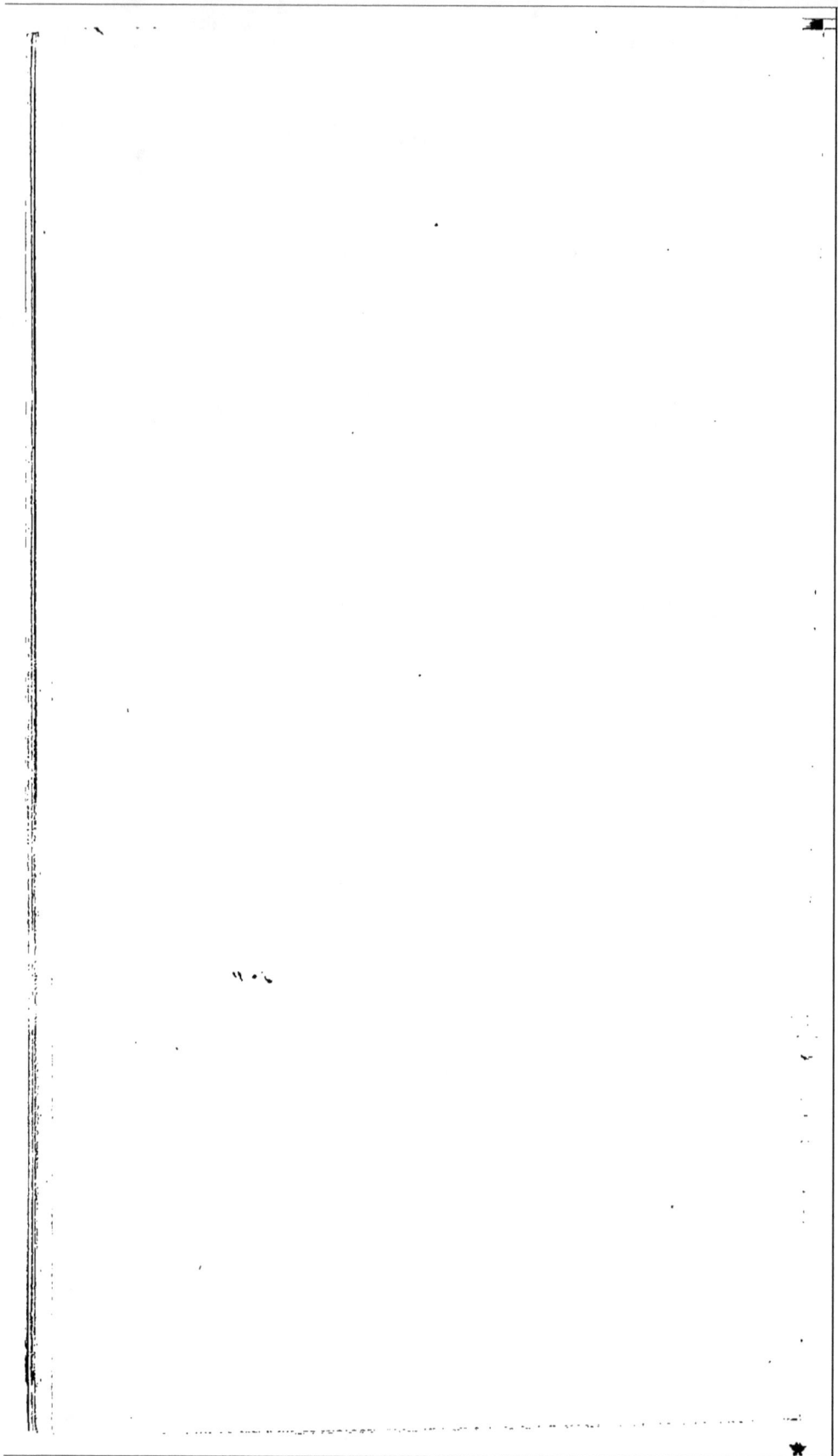

MESSIEURS,

Un soir, à Rome, sous l'empire, quatre avocats,
orateurs alors fameux, Maternus, Aper, Secundus,
Messala, réunis dans une demeure silencieuse,
causaient ensemble ; ils étaient chez un poëte,
homme de bien et de courage ; aucun délateur n'é-
coutait leur parole ; ils causaient librement, si tant
est que la liberté pût exister quelque part sous le
règne de Domitien. Leur pensée, grave et sereine,

se portait sur les plus nobles questions. Ils ne parlaient cependant ni de la liberté que Rome avait perdue, ni de la philosophie qu'elle aimait encore, ni des destinées d'une religion, alors nouvelle venue dans le monde, ni des dangers qui menaçaient les hommes de bien, ni des affaires générales de l'empire ; ils ne se demandaient point les uns aux autres si Tibère valait mieux que Néron, ou s'il fallait regretter l'imbécillité de Claude. Ils causaient de *l'art de bien dire*, cet art difficile et élevé, étude de tous les esprits généreux, quand, par un exil volontaire ou forcé, ils sont éloignés des soins plus considérables de la vie publique ; ils s'entretenaient des qualités qui font le grand orateur, et ils pensaient à Cicéron ; ils énuméraient les avantages de la liberté politique pour l'éloquence, et ils oubliaient les Césars. — Silencieux, dans un coin de la chambre, un jeune homme écoutait la conversation de ces grands esprits, sans y prendre lui-même d'autre part que celle d'une religieuse attention ; peu à peu les paroles s'élevant avec les pensées, il put se croire l'auditeur fortuné de ces dialogues, dont Socrate fut l'âme, Sunium, le théâtre, et Platon, l'historien.

Les années passèrent : elles enlevèrent les uns après les autres les quatre grands orateurs. Un jour, le jeune homme, devenu vieux, voulut écrire sur l'art de la parole : il lut Aristote, il lut Cicéron, il écouta les leçons de Sénèque le Rhéteur ; puis, à son tour, il voulut composer son traité de rhétorique. Alors revint à la pensée du vieillard le souvenir du dialogue que le jeune homme avait entendu ; il voulait professer, il raconta. L'immortel écho de ce colloque admirable entre des hommes de génie est venu jusqu'à nous ; c'est l'un des chefs-d'œuvre de la littérature latine : c'est le *Dialogue des orateurs illustres*.

Le temps, qui a apporté jusqu'à nous le récit du jeune auditeur, a oublié son nom : je n'ai pas besoin de croire que ce fut Tacite, pour n'oser point me comparer à lui. Mais, comme lui, voulant parler de la plaidoirie, des formes qui lui conviennent, du style de l'avocat, des secrets de l'art de bien dire, je ne puis faire ici que rappeler des souvenirs. Tout homme peut espérer que ses récits seront écoutés, si les choses qu'il raconte sont dignes d'être enten-dues : il n'y a ni orgueil ni présomption dans une pareille espérance; il y en aurait à donner des le-çons, quand on sent si bien le besoin qu'on a d'en recevoir : plus modeste, je veux vous dire ce que j'ai recueilli du passé de la plaidoirie dans notre pays, et vous confier ce qu'augurent de ses destinée ceux qui ont le droit de les prévoir : l'étude de l'histoire, cette mémoire des jeunes gens, peut seule me donner quelque espérance d'être écouté devant des hommes et dans un lieu où il me semble que le silence du respect conviendrait mieux.

Je n'ai jamais entendu les maîtres de la parole qui vivent au milieu de nous, causer entre eux des secrets de l'art où ils excellent ; mais j'ai vécu quelques semaines au moins avec nos anciens avocats français. J'ai parcouru notre palais, écoutant si quelque écho oublié de la grand'chambre ne retentissait plus : j'ai recherché les portraits de ces hommes, séparés de nous par tant de choses, et voisins de nous par tant de ressemblances ; j'ai feuilleté, froides et incolores aujourd'hui, ces plaidoiries animées et ardentes, qui faisaient tressaillir nos aïeux d'une admiration si passionnée. J'ai écouté la parole amère de Gauthier, l'éloquence limpide de Lemaistre, les harangues si littéraires de Patru ; j'ai cru voir ces illustres anciens réunis par la mort dans une auguste assemblée, où leurs génies, de siècles différents, s'accordaient dans l'amour désintéressé d'une profession commune ; j'ai pénétré dans cette assemblée au milieu de laquelle deux nouvelles places venaient d'être prises et étaient si noblement occupées. Vous le dirai-je ? j'ai cru quelquefois, depuis cette visite, rendue à nos devanciers, voir au milieu de nos salles, à travers le bruit tumultueux du présent, flotter je ne sais quels souvenirs du passé.... Je m'arrête : si je n'ai pas ici le droit de donner des préceptes, j'ai moins encore peut-être celui de raconter des rêves.

C'en serait un bien étrange que de se trouver tout à coup transporté dans notre palais du XIVe et du XVe

siècle. On y rencontrerait au milieu des désordres d'une législation confuse et irrrégulière, des troubles apportés dans l'interprétation des lois par l'arbitraire et la violence, des incertitudes de l'opinion publique, à peine née et muette encore, la plaidoirie sans règles, sans traditions, sans éclat, au début même de son histoire. Elle n'en a pas en France avant le xve siècle. Les avocats des siècles précédents haranguaient en latin. Ils haranguaient avec génie quelquefois, quand la gravité d'un débat illustre allumait en eux l'éloquence, cette qualité de tout temps naturelle au génie français ; mais ces harangues, le plus souvent incohérentes, ressemblaient toujours à des sermons intéressés. L'avocat prêchait sa cause ; il étalait dans son discours un luxe, alors admiré, d'érudition religieuse. Les Évangélistes et les Pères de l'Église étaient cités à tout propos, le plus souvent même, hors de propos ; eur autorité, peu compétente, était invoquée plus souvent que celle des jurisconsultes. On cherchait, quand on ne trouvait pas, on inventait les rapprochements les plus bizarres pour amener une citation de la Bible. La chaste Suzanne fournissait des arguments dans certaines affaires où il s'agissait de frapper ou de justifier le crime des deux vieillards. A propos d'une cession de droits successoraux, on citait Ésaü, cédant son droit d'aînesse. Un avocat plaidant pour la Gabelle, s'avisa, un jour, de parler de la femme de Loth, changée en sel. Un autre, plaidant une affaire où il s'agissait d'une réclamation de maternité, citait entre ses pièces le jugement de Salomon, et voulait qu'il passât dans la jurisprudence de la grand'chambre. On ne discutait pas sur la démolition d'une bicoque sans rappeler que Samson avait détruit le temple des Philistins. Un avocat, dans une cause célèbre, trouva moyen d'intéresser les douze Apôtres à sa plaidoirie. Il divisa sa harangue en douze parties, et dédia chacune d'elles à l'un des Apôtres. Cette ingénieuse division fut fort admirée ; depuis saint Pierre jusqu'à saint Mathias, ce fut un continuel applaudissement.

Je me suis demandé, Messieurs, d'où venait, chez les avocats du xive et du xve siècle, ce goût immodéré des citations ?

Je sais que les avocats grecs mêlaient toujours à leurs plaidoiries quelques vers empruntés à Homère ou à Sophocle : c'était là, je le comprends, une flatterie délicate au goût excellemment littéraire du peuple grec. Que l'avocat plaidant devant l'Aréopage récitât un hymne de Pindare, ou que par un geste oratoire inattendu il découvrît le sein de Phryné accusée, c'était toujours le même hommage rendu aux préférences d'un auditoire, admirateur également passionné de la beauté littéraire et de la beauté physique.

Il n'y avait rien de pareil dans l'habitude prise et gardée par nos anciens avocats de toujours citer les livres saints et les Pères de l'Église : le souffle de la poésie hébraïque ou l'éloquence des Ambroise et des Chrysostome ne passait guère dans les harangues de Me Pathelin.

L'état général des idées au xive et au xve siècle explique mieux l'habitude des citations bibliques. Quelque favorable que l'on soit au moyen âge, n'est-il pas vrai de remarquer que, jusqu'au xve siècle, toutes ces idées générales de droit, de justice, d'égalité, de liberté et d'équité, qui sont aujourd'hui devenues banales, étaient à peine entrevues par quelques esprits supérieurs? Les grands principes de la science sociale étaient à peine connus. Combien de ces vérités qu'aujourd'hui nous écartons comme des lieux communs étaient, au barreau du xve siècle, des nouveautés inouïes! Ce qui manque aux hommes publics de notre temps, c'est moins peut-être de connaître la justice que de la pratiquer. Ce qui manquait à ces temps, c'était, au contraire, la vue même de ce qui était bien. La conscience publique, comme celle de particuliers, a besoin d'être instruite, éclairée, élevée en quelque sorte. Au xve siècle, malgré les efforts, quinze fois fois séculaires de la religion chrétienne, les âmes, même les plus grandes, renfermaient peu de ces notions, sans lesquelles tout l'effort d'une volonté droite est inutile ; les consciences incertaines ignoraient les premiers principes du droit social : on soutenait des thèses qui, par le progrès des temps, sont devenues insoutenables. De beaux génies se portaient défenseurs de l'intolérance religieuse, du despotisme politique ; et, ce qui n'est plus aujourd'hui ni possible, ni même croyable, ces doctrines horribles étaient servies par une admirable bonne foi. L'esprit judiciaire, novice aux grandes idées que le siècle de Pascal et de Bossuet d'abord, que la révolution française, ensuite, devaient lui donner, avait quelques préjugés, mais peu de principes. De là, Messieurs, cette défiance de ses propres forces, ce recours de tous les instants à ces livres et à ces hommes que l'on acceptait alors comme les témoins immortels de la vérité en ce monde. Je ne sais, Messieurs, si je me trompe, mais l'avocat du xivᵉ et du xvᵉ siècle ne cite beaucoup que parce qu'il sent qu'il ignore beaucoup : les citations qu'il accumule avec un certain orgueil sont autant de preuves de son humilité : il n'ose émettre une idée juste sous son propre nom ; il l'autorise du témoignage des livres saints et des Pères de l'Église. Les plaidoiries ressemblent à des sermons parce que l'Église est, au moyen âge, la grande école ouverte pour tous les enseignements, en dehors de laquelle il semble qu'il n'y ait nulle part de lumière.

Véritables sermonaires, les harangueurs judiciaires du xive et du xve siècle devaient leurs plus grands défauts aux leçons de la scolastique. La philosophie scolastique, dont on disait autrefois trop de mal parce qu'on ne la connaissait pas assez, dont on dit aujourd'hui trop de bien peut-être par la raison contraire, retint de grands esprits dans l'étude exclusive des formes extérieures de la pensée et des procédés artificiels de l'intelligence. Elle confondit la raison avec le raisonnement ; elle eut une confiance aveugle dans les efforts d'une logique que n'inspiraient pas les études d'une psychologie sérieuse. Ce fut un mal dont les conséquences atteignirent le barreau : le bon sens français fut contraint de se gêner dans les formes arbitrairement multipliées du syllogisme. Ces procédés du raisonnement qu'on retrouvait décrits par Aristote, empruntaient à l'analyse du philosophe grec une puissance magique : on leur prêtait une portée dont ils étaient dépourvus.

L'habitude de ces argumentations se trahissait dans les formes et dans le style de la plaidoirie ; la plaidoirie, cette vive et alerte démonstration, se traînait lourdement dans les interminables méandres des divisions et des subdivisions syllogistiques. On voyait d'abord s'avancer gravement une vingtaine de propositions qui, indépendantes les unes des au-

tres, se portaient comme les prémisses de toute
l'argumentation : chacune d'elles avait son corollaire
dont la démonstration accessoire se développait avec
une série d'arguments qui semblait en faire la partie
principale : les prémisses, lourde avant-garde de
cette lourde armée de preuves, étaient suivies d'un
long cortège de propositions incidentes. La pensée,
chargée d'entraves, suivait péniblement l'ordre
compliqué d'un plan systématiquement confus : la
promesse de la conclusion venait bien longtemps
avant celle-ci : l'orateur expliquait qu'il devait con-
clure, qu'il allait le faire, qu'il le faisait, et en effet
il concluait. Ce n'était pas tout, Messieurs, et si les
juges de ce temps-là avaient de la patience, elle
avait encore à subir une dernière épreuve : c'était la
péroraison, où, sous le prétexte d'être ému, l'avocat,
après avoir décrit son émotion, et avoir donné toutes

les raisons qu'elle avait d'être spontanée et irréflé-
chie, revenait sur toutes les questions qu'il n'avait
pas traitées, non sans rappeler celles qu'il avait ré-
solues. La première ordonnance que les Rois rendi-
rent pour régler notre profession renfermait la défense
expresse faite aux avocats d'être longs. On pense que
cette ordonnance fut dictée par le conseil des juges
de ce temps-là, mais elle fut exécutée par les avocats
leurs contemporains ; je veux dire qu'elle ne le fut pas.

La scolastique, qui brisait par ses divisions et
ses catégories les formes naturelles de la plaidoirie,
en gâtait gravement le style. C'est un procédé des
logiciens de ne pas laisser faire à leur pensée un
mouvement sans en tenir compte. La raison de ces
hommes se regarde toujours marcher ; cette habitude
qui, en philosophie, peut avoir ses avantages, n'en
a point dans la plaidoirie : elle en corrompt étrange-

ment le style. J'ai quelquefois vu des soldats s'exercer aux mouvements qu'exige la bataille, et j'ai entendu ceux qui les instruisaient compter leurs gestes et numéroter leurs pas. Au jour des combats j'imagine qu'ils oubliaient tout ce calcul d'artifice pour courir à l'ennemi. L'avocat du moyen âge est un soldat qui se bat en marquant le pas ; il n'ose jeter un argument sans apprendre à l'auditeur comment il l'a trouvé, comment il le construit, et comment il le présente : il compte tous les mouvements de sa pensée ; que dis-je ? tous les troubles de son émotion : et si quelquefois au milieu de ces circonlocutions il semble sommeiller, la cause en est, on peut le dire avec une parfaite justesse, la cause en est, Messieurs, *qu'il s'écoute parler.*

La transition du moyen âge à la renaissance

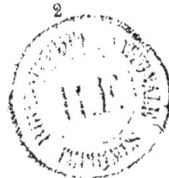

fut celle d'une nuit profonde à une aurore lumineuse : clartés, d'abord incertaines, au milieu des obs-
curités de l'histoire ; promesses voilées du jour nouveau qui ne paraît pas encore pour éclairer la pensée endormie ; puis bientôt lueurs éclatantes qui
colorent de leurs reflets les idées des hommes supérieurs, et descendent peu à peu pour les illuminer
sur l'âme des foules. Ce fut le beau spectacle auquel
assistèrent les hommes fortunés à qui le hasard
de la naissance donna de vivre au xvie siècle. Je ne
parle pas ici, Messieurs, des effets qu'eut la renaissance sur les idées religieuses et philosophiques
de notre pays. Je puis donc saluer sans réserve
le plus grand mouvement que le progrès des
temps, servi par d'admirables génies, ait, depuis
le christianisme, imprimé aux lettres et aux arts.
La renaissance exerça son empire au barreau ,

et changea les formes et le style de la plaidoirie.

Elle inspira aux avocats du xvi⁰ siècle l'enthousiasme, commun alors à tous les esprit cultivés,
l'enthousiasme de l'antiquité. L'avocat qui ne connaissait Rome que par ses jurisconsultes, et la littérature latine que par les Pandectes, vit s'ouvrir
tout à coup devant lui les portes de cette grande
assemblée composée des poëtes, des orateurs, des
historiens, des politiques, des philosophes de l'antiquité romaine et de l'antiquité grecque : nous,
qui vivons avec les anciens, et qui, quelquefois un
peu malgré nous, avons passé auprès d'eux les premières années de notre jeunesse, pouvons-nous
comprendre la surprise qu'éprouvèrent nos ancêtres,
les hommes du xvi⁰ siècle, quand, presque tout à
coup, le rideau se leva pour eux sur l'admirable
spectacle de tous ces beaux génies, prévus en quel-

que sorte et devinés, mais inconnus depuis si longtemps ? Ce fut comme un long cri d'étonnement qui
retentit dans toute l'histoire du xvi⁰ siècle : il eut
son écho au Palais, un peu affaibli, sans doute, et
comme dominé par le bruit incessant des affaires,
mais encore assez puissant pour qu'il soit possible
aujourd'hui de le recueillir.

Ce ne furent pas les formes de la scolastique qui
changèrent. La superstition du syllogisme ne céda
que devant Descartes, un siècle après François I⁰ʳ.
On a fait à la réforme l'honneur d'avoir ruiné la
scolastique, c'est bien à tort ; cet honneur, moins
grand qu'on ne le pense, revient tout entier à la
philosophie française du xviI⁰ siècle. L'étude des
anciens eut d'autres effets sur le caractère des avocats. Cette étude ne fut pas toujours adroite. La renaissance fit connaître au barreau les traités de rhé-

torique de Quintilien, de Cicéron, d'Aristote et de quelques-uns des rhéteurs grecs. Le Barreau s'imagina qu'il suffisait de lire ces traités, et qu'on apprenait l'éloquence comme la géométrie; on suivit servilement les conseils des anciens, sans choix, sans mesure, sans examen. On prit toutes leurs recettes, on obéit à toutes leurs prescriptions : l'esprit français au Barreau, comme ailleurs, ne passa pas de la tutelle à la liberté : échappé aux lisières du moyen âge, il entra docilement dans les lisières de l'antiquité ; il changea de maître, non de condition. De sermonnaire qu'il était, l'avocat devint rhéteur.

Il ne faut pas en accuser les anciens. Aristote, Cicéron, supérieurs à tous les autres, Quintilien, qui est à peine digne d'être comparé à ces deux génies, traitèrent de l'éloquence telle que les anciens la connurent. Celle-ci était dans des conditions bien différentes de l'éloquence judiciaire, telle que nos temps modernes ont pu la connaître. Voyez-vous cet homme, la tête découverte, les épaules chargées d'une toge dont les longs plis tombent jusqu'à terre, les bras libres ; il est suivi d'une foule de clïents qui l'entourent : il se rend au forum. Là, au grand air, sous le ciel immense, à la face des dieux, dont les temples ont des échos pour sa parole, il va parler. Les juges sont là, pleins de haine, pleins de passions, non pas juges seulement, mais maîtres tout-puissants ; le peuple est là, il écoute : c'est lui qui dispose des charges publiques, des honneurs, des dignités, des fortunes, de sa confiance enfin, et c'est tout dire. Il couronne ceux qui lui plaisent, ceux dont la parole éloquente l'agite, l'émeut, le convainc. Il brise ceux qui ne lui plaisent pas, ceux qui parlent mal ou contre ses goûts. Il a fait silence, il écoute ; on lui parle : il frémit ; ses haines, ses rancunes, ses préférences, ses amitiés, ses craintes, ses menaces, ses dégoûts, ses sympathies, ses angoisses, ses espérances s'agitent, se soulèvent tour à tour. La parole qu'il entend est tantôt la prière qui implore, tantôt la menace qui effraie, tantôt la flatterie qui subjugue, tantôt le reproche qui humilie, tantôt la persuasion qui commande. Cette parole infiniment variée prend mille formes, et l'homme qui la porte, traite, à propos des plus petits intérêts, les plus grandes affaires de la république. Il parle pour son client, cela est vrai ; mais il parle aussi pour le peuple qui écoute, pour la république dont il veut saisir le gouvernail, pour la postérité dont il pressent l'admiration, que sais-je ? pour ces dieux peut-être dont il croit voir la majesté dressée comme les temples qui lui servent d'abri, tout autour du forum. Voilà, Messieurs, l'avocat dans l'antiquité.

Voyez-vous cet autre homme ? il est vêtu de noir ; pendus à sa ceinture, il porte des sacs d'où s'échappent des papiers ; il se rend au palais ; il y pénètre ; le voici dans une chambre étroite, devant des magistrats auxquels il ne peut demander que de l'attention, devant quelques personnes réunies au hasard peut-être, sans intérêt dans la cause qu'il va plaider. Il plaide. Parlera-t-il des affaires publiques ? Non ; sa parole doit mourir dans l'enceinte où elle retentit. S'efforcera-t-il de faire fléchir les rigueurs d'une loi mauvaise ? Non, le juge auquel il parle ne peut pas changer la loi. Devra-t-il exciter dans l'âme du magistrat la passion, la pitié ou la haine, le mépris ou l'estime ? Non, et s'il le fait, il doit s'en cacher. Le juge ne doit pas connaître la passion. L'avocat lui-même peut-il être ému ? Non ; cette émotion lui est défendue, et s'y abandonner n'est point toujours sans péril. Quel est ce portrait ? Celui de l'avocat plaidant devant nos anciens parlements. J'en ai pris les traits au barreau de notre temps ; mais j'en ai changé quelques-uns. Pour que le tableau fût du xvie siècle, j'ai attaché des sacs à la robe des avocats nos devanciers.

Se pourrait-il faire que les règles données aux avocats de Rome et d'Athènes servissent à ceux de la grand'chambre ? On le crut au xvie siècle et on se trompa. Il y a dans les rhétoriques anciennes une partie qui ne changera jamais : c'est l'étude savante et profonde des passions de l'homme ; c'est la recherche, admirablement sagace, du se-

cret de ses émotions. C'est le grand spectacle de
ces esprits artistes et savants, imaginant un idéal
oratoire, dont le génie même ne peut approcher.
C'est enfin cette éternelle philosophie de l'éloquence,
qui est une partie de la connaissance de l'homme;
celui-ci est, dans le fond de sa nature, le même
dans tous les pays et dans tous les siècles : son
image est une grande figure tantôt gaie, tantôt
triste, tantôt radieuse, tantôt sombre ; mais dont le
caractère reste toujours identique à lui-même, parce
que ce caractère est la ressemblance de Dieu.
Les études dont le cœur humain est l'objet sont
de celles qui ne passent point et dont l'éternelle jeunesse ne vieillit pas. Les conseils, les pratiques, les
recettes des anciens rhéteurs n'ont plus de sens aujourd'hui; les étudier est une peine perdue et non
sans danger.

Cette étude maladroite des anciens corrompit le goût des avocats du xvie siècle ; ils oublièrent toutes les différences qui séparaient leur siècle de celui de Cicéron, et ils voulurent imiter le grand Orateur, comme si l'éloquence n'avait qu'une forme et que l'imitation servile pût jamais produire un chef-d'œuvre. Il faut vivre avec les anciens, il faut s'inspirer auprès d'eux, il faut prendre avec eux l'habitude des grandes pensées, il faut les admirer surtout, mais d'une admiration indépendante ; l'admiration servile de l'antiquité corrompt le goût, elle produit le pédantisme, non l'éloquence : le pédantisme judiciaire alla à la fin du xvie siècle jusqu'à un excès qui le rendit ridicule. Il n'était auparavant qu'ennuyeux.

Il y a une question bien délicate à résoudre : pendant combien de temps une veuve doit-elle pleurer son mari ? Il se trouva, à la fin du XVIe siècle, qu'un mari fut remplacé dans le temps qu'il n'aurait dû être que pleuré : le fruit de ces consolations trop rapides réclama en justice une paternité qu'un puissant intérêt combattit ; « Madame veuve Rodet n'a « pas pleuré, » dit l'avocat qui plaidait contre la mère, « ou si elle a pleuré, c'est de joie ; voyez « Didon, amoureuse d'Énée, qui brûla d'impatience « de le tenir entre ses bras, après qu'elle eut décou- « vert ses nouvelles flammes à Anne sa sœur : voilà « Sichée son défunt mari bien payé ; sans plus tar- « der, elle couronna ou plutôt elle assouvit ses dé- « sirs. » Cependant l'avocat trouva que Didon a encore « fait les choses plus convenablement » que la veuve Rodet : Sichée, le premier mari, était mort en Phénicie ; Didon était venue de là en Afrique, elle avait acheté un domaine sur le bord de la mer. L'É-

néide ne parle pas de cette acquisition, mais l'avocat affirme le fait, comme s'il avait l'acte de vente
dans son sac : le domaine acheté fut couvert de cons-
tructions ; Didon y établit une grande ville ; mais
tous ces soins demandent quelque temps. « La veuve
« Rodet, ajoute l'avocat, ne met pas un si long in-
« tervalle ; à peine a-t-elle couvert son mari d'une
« panne qu'elle parle de se remarier.» Les juges, qui
écoutaient avec le plus grand plaisir ce rapproche-
ment assez étrange entre Didon et la veuve Rodet,
allèrent un peu plus tard entendre dans les ruelles des
Précieuses l'histoire romaine mise en madrigaux.

Le roulement existait déjà au xvı^e siècle, il avait
lieu tous les six mois. « Ce n'est pas sans cause, dit
un avocat ; comme il ne se traite aux chambres des
Tournelles que des matières importunes et toutes de
sang, il ne se peut que l'esprit des juges n'en soit

effarouché : ce qui, à la longue, les rendrait sauvages et furieux : il faut parfois les changer ; il faut descendre et prendre terre parmi les jardins d'Alcinoüs, y cueillir quelques fleurs et se plaire à ces choses gracieuses. »

Peut-on parler plus galamment, Messieurs, et auriez-vous cru que l'on pût comparer la cinquième chambre aux jardins du sage Alcinoüs, les affaires civiles aux fleurs que la poésie antique cultivait dans ce lieu charmant, et traiter de « choses gracieuses » ce qui s'y plaide ? La plaidoirie du xvi siècle est pour nous pleine de ses surprises ; elles étaient alors à la mode et nul doute que si Cathos eût assisté à l'audience de ce jour-là, elle n'eût dit tout bas à Philaminthe : « Voilà qui est poussé dans le « dernier galant ; c'est là savoir le fin des choses, le « grand fin, le fin du fin. »

Le xviie siècle ne fut pas du même goût que Philaminthe : les beaux jours de la littérature française
furent des jours heureux pour le Barreau. Il semble qu'à cette époque merveilleuse , il ait été donné
à l'esprit français d'atteindre dans tous les genres le
point le plus élevé de la perfection. Antoine Lemaistre
eut cette enviable fortune de pouvoir penser avec
Pascal, méditer avec Descartes, tressaillir d'émotion
à la première représentation du *Cid*, correspondre
avec Balzac, causer avec Voiture, entendre les premiers éclats de la grande voix de Bossuet, et de
mourir enfin consolé de la mort par Nicole. Patru,
plus jeune que Lemaistre de quelques années, connut
Racine, Lafontaine, Molière, Fénelon, la Bruyère,
Saint-Évremond, ses contemporains ; quelques-uns
furent ses amis. Quels spectacles et quelles leçons ! Quels hommes et quel siècle ! j'allais dire

que ce siècle fut le plus grand de l'histoire, je m'arrête... il ne connut pas la liberté politique. Sans celle-ci, on ne peut trouver l'éloquence que devant les tribunaux et dans la chaire. Sous Louis XIII et sous Louis XIV, ce prince qui, comme on l'a dit, fut moins un grand roi que le roi d'un grand règne, l'éloquence eut au Barreau un éclat dont le reflet n'est pas éteint.

Il ne faut comparer à aucune autre peut-être l'éloquence judiciaire du xviiᵉ siècle. Elle fut servie par deux aides merveilleuses : la langue française arrivée à l'âge de sa plus grande beauté, et une suite non interrompue d'hommes éminents.

La langue nationale est un patrimoine dont chaque génération augmente et dissipe les richesses ; elle change avec l'esprit du peuple qui la parle, avec ses idées, ses mœurs, ses goûts, ses croyances ; la langue française, au xviie siècle, fut grande comme les idées qu'elle exprimait, élégante comme les goûts dont elle portait la marque, polic comme les mœurs d'une société qui fit de l'urbanité une vertu, forte comme les croyances qui remplissaient les âmes. J'oublie une de ses qualités, celle qui la rend si propre aux sciences, aux affaires et à la vie : la clarté, de tout temps, instinct de notre esprit, devint au xviie siècle une loi de notre littérature. Cette langue eût été parfaite, s'il n'y eût pas manqué, comme l'a dit un critique éminent, le battement de cœur d'un grand peuple. Le Barreau, sous le règne de Louis XIV, apprit et parla cette langue admirable ; il y mêla sans doute quelques débris de la vieille langue française, mais peu à peu le style s'épura, et chez Lemaistre, chez Patru, chez Gauthier, il fut presque toujours excellent.

3

L'éclat que ces grands esprits donnèrent à la plaidoirie ne fut pas toujours sans ombre ; de fâcheuses
influences, répandues dans la littérature du xvii^e
siècle, y atteignirent un peu tous les genres. La
plus sensible fut celle du bel esprit. De jeunes
femmes dont, par un contraste que les moralistes
n'ont pas assez remarqué, l'esprit était tendre et le
cœur spirituel, de jeunes hommes, habitués à plaire
plutôt peut-être qu'à aimer, de grands poëtes, con-
tents de rimer des sonnets, de grands écrivains,
fiers d'écrire sur de petits sujets, se réunirent pour
former, au commencement du xviie siècle, une société dont le cercle fut très-étroit, mais dont l'influence fut immense. Cette société de quelques personnes s'empara de l'esprit français, et lui donna une
forme qui n'était pas parfaitement étrangère à ses
instincts, mais qu'il devait bientôt perdre. Le bel

esprit fut l'œuvre des Précieuses. La corruption du goût, quand elle a altéré les idées, doit bientôt gagner le cœur ; la galanterie, qui est chez les Français le plus naturel peut-être de tous les sentiments faux, devint une mode charmante, sous le couvert de laquelle se cachèrent beaucoup de passions vraies et se montrèrent beaucoup de passions affectées.

L'influence du bel esprit et de la galanterie littéraire atteignit le Palais ; elle y donna ce qu'on a très-bien appelé le goût du mauvais goût, cette élégance ridicule, pompeuse et recherchée dont Molière ne corrigea pas les Précieuses, ni Boileau les poëtes. Un travers littéraire qui avait la vogue parmi les *honnêtes gens* fut bientôt à la mode au Palais. La plaidoirie se chargea de figures, de comparaisons, de métaphores, d'antithèses ; elle couvrit la netteté

naturelle de ses traits par un fard de mauvais aloi.
Ce fut, comme dit Saint-Simon, un entêtement uni-
versel. On ne parla plus de *se marier*, le mot était
dans le commun : de *prendre femme*, l'expression
était basse. N'était-il pas bien plus honnête d'*allumer
les flambeaux* de l'hymen, sauf à les éteindre en cas
de veuvage ? Avoir des père et mère et en parler fut
la marque d'un style bourgeois; l'élégance voulait
que la partie ne parlât au procès que *des auteurs de
ses jours*. Le Palais devint le temple de la Justice ;
celle-ci eut autant d'oracles qu'il y eut de magistrats.

Il y eut dans la langue judiciaire un bandeau
pour les yeux de la Justice. Il était toujours question plusieurs fois dans le cours d'une plaidoirie
d'ôter et de mettre ce bandeau. Ce fut à cette époque que l'amour devint un mal perfide. Que vous
dirai-je, Messieurs? le *Matin* lui-même, et si char-

mant que fût son nom, dut pâlir devant *les premiers feux du jour*. Il y eut deux manières de dire les choses : l'une simple et naturelle, l'autre recherchée et ornée. Les avocats choisirent celle-ci et la gardèrent pendant longtemps. Le bon sens français ne triompha parfaitement de ces fantaisies ridicules et ne rendit au style judiciaire sa limpidité naturelle qu'à la fin du siècle suivant.

Vers le milieu du xviie siècle se promenait par le Palais un jeune poëte ; le hasard l'y conduisait-il ? Y venait-il pour une affaire ? La curiosité seule le poussait-elle ? On n'en sut rien. Le jeune poëte parcourut les Chambres d'audience, écouta plaider des avocats, vit dormir quelques juges, entendit débattre avec de grands cris de petits intérêts, se mêla à la foule oisive et curieuse qui se moque de ceux qui ont des procès en écoutant ceux qui les plaident et en voyant ceux qui les jugent. L'âme du jeune poëte était tendre, pleine de douceur et de grâce; son esprit était orné par le commerce familier des poëtes anciens; ses vers « pleins de larmes » avaient des accents qui allaient jusqu'aux plus intimes profondeurs des âmes. Qui aurait cru qu'un grain d'ironie légère et de gaieté folle fût mêlé à cette mélancolie d'une âme tendre? A quelques mois de là, l'auteur d'*Andromaque* donnait à Louis XIV, au public et, on peut le dire, à la postérité, les *Plaideurs*. Petitjean plaidait contre l'Intimé. Rien ne prouve la vérité d'une comédie comme le succès qu'elle obtient ; celui des *Plaideurs*, contesté d'abord par les gens de cour, qui à cette époque tenaient de près aux gens de robe, ne le fut pas longtemps par le public qui ne tenait ni aux uns ni aux autres ; celui-ci applaudit et très-fran-

chement ; il y avait donc beaucoup de vérité dans
les reproches que Racine adressait aux avocats de
son temps. Ils furent atteints sans doute par plus
d'un trait, et je ne sais pas si nos devanciers ne furent pas corrigés, par la salutaire leçon d'une comédie spirituelle, de quelques mauvaises habitudes
du style et de la parole judiciaire. Plus heureux
que les médecins, les avocats échappèrent à Molière ; il laissa à Beaumarchais le soin de les ra-
mener avec éclat dans la comédie.

Beaumarchais nous éloignerait du xviie siècle, il
faut y rester pour rendre à l'influence du bel esprit
sur la plaidoirie la justice qui lui est due. La société polie, créée sous la prééminence gracieuse
et sévère de madame de Rambouillet, suivit d'a-
bord, dirigea bientôt le goût du siècle vers l'étude
des sentiments dont le cœur de l'homme est le théâ-

tre : ce furent sans doute les sentiments tendres qui, presque exclusivement, occupèrent l'attention de ces jeunes gentilshommes et de ces jeunes grandes dames ; sans doute il y eut plus de coquetterie que de philosophie dans les travaux de leur oisiveté intelligente : ces beaux esprits faisaient de la psychologie un peu comme le bourgeois de Molière faisait de la prose, sans s'en douter. Le mot psychologie lui-même, s'ils l'eussent connu, leur eût semblé pédant ; mais, en dépit d'eux peut-être, le soin infatigable d'étudier tous les sentiments, l'analyse assidue de toutes les passions, l'habitude d'en surveiller et d'en décrire tous les mouvements, la recherche ingénieuse à l'excès, mais souvent très-heureuse des nuances les plus délicates de la sensibilité humaine, tous ces travaux, qui étaient les délassements spirituels d'une société élégante, donnèrent à l'esprit français une connaissance qu'il n'avait pas du cœur humain et de ses transparents mystères. Le XVIIᵉ siècle fut le temps où l'on poussa le plus loin les découvertes de cette anatomie morale. Madame de Sévigné dans ses lettres, madame de Lafayette dans ses romans, montrent combien les mains de femme sont naturellement adroites et habiles pour ces délicates opérations : la Bruyère compose ses *Caractères ;* Larochefoucault donne ses *Maximes*; madame de Sablé fait des portraits ; Nicole, Pascal, Malebranche et les grands sermonnaires, depuis Bourdaloue qui craint toujours d'être trop moraliste, jusqu'à Massillon qui craint de ne l'être pas assez, Corneille, Racine, Molière et Regnard, au théâtre, tous ces incomparables génies se rencontrent dans une étude commune, où chacun d'eux excelle par des genres différents, l'étude et la description du cœur humain.

Les avocats, mêlés à la société élégante du grand siècle, apprirent bientôt cette science nouvelle, et la plaidoirie eut ses portraits, ses caractères, ses maximes et ses descriptions morales. Le 27 juillet 1639 Patru plaidait ; la cause était assez piquante : un jeune garçon d'une vingtaine d'années, mais beaucoup plus jeune que son âge, s'était laissé séduire par les charmes, à ce qu'il paraît, peu discrets d'une femme, qui ne devait pas fournir à Molière le modèle de son Agnès ; elle était de celles qui, comme l'a dit Champfort, savent le plus honnêtement du monde vivre hors du mariage et hors du célibat. L'amour, aidé de celle qui s'en faisait l'objet, conduisit très-loin la simplicité du jeune homme. La séduction, quand elle eut triomphé, se plaignit d'être victime, et la *fille séduite voulut être épousée*. On

mariait alors les gens par arrêt : Patru repoussait
la demande en mariage. Son client était Allemand,
et il l'était si bien qu'il ne savait pas un mot de français. Patru de ce fait concluait que le jeune homme
n'avait pu aller bien loin en amour : en effet, peut-
on aimer en langue étrangère, et ne faut-il pas qu'un
Allemand parle français pour être heureux en amour?
Patru soutint qu'une séduction muette ne séduirait
jamais, et qu'il fallait absolument, pour être aimé,
parler et parler beaucoup. C'était bien là une thèse
d'avocat : Patru la défendit non sans une certaine
finesse. « Voyez, dit-il, les protestations, les pro-
« messes, les serments, tout ce qu'il y a de plus ve-
« nimeux et de plus mortel dans la funeste science
« d'aimer, c'est l'ouvrage de la parole; en vain un
« amant soupire, en vain il tremble auprès de ce cher
« objet qui le tue, en vain ses yeux, en vain son

« visage témoignent l'émotion du cœur ; en tout ce
« langage muet il n'y a rien d'intelligible ; il faut
« s'expliquer, il faut parler. » Ce n'était point là la
théorie de Mlle de Scudéry et des *muets truchements ;*
mais n'y a-t-il pas dans ces petites consultations, plus
galantes que judiciaires, un écho affaibli des délibé-
rations de l'hôtel de Rambouillet ?

En littérature, la révolution de 1789 a éclaté dès les
premières années du xviiie siècle : l'esprit philosophique apparaît à la mort de Louis XIV ; le gouvernement d'un pouvoir absolu met dans les âmes l'habitude de mépriser le pouvoir régulier ; la tyrannie
ruine l'autorité, comme l'intolérance perd la religion :
les régimes qui ne souffrent aucune opposition tombent sous les révolutions les plus violentes par le
mouvement de ces réactions, qui sont une des lois

de l'humanité : produit d'un mouvement pareil,
l'esprit philosophique sans réflexion, sans prudence,
sans mesure, brisa toutes les traditions pour renver-
ser quelques préjugés, détruisit de grandes institutions pour réformer quelques abus ; son œuvre fut
plus grande que féconde : les hommes qui l'accom-
plirent, supérieurs par les facultés de l'esprit, animés
la plupart de grandes et généreuses passions, dé-
voués à leurs desseins, pleins d'une foi ardente en
leurs idées, donnèrent le branle à l'esprit français.
Il s'élança tout à coup dans des voies nouvelles qu'il
a suivies depuis, ralentissant quelquefois sa marche,
ne l'arrêtant jamais. Ce mouvement, qui changea
tout dans notre pays, mœurs, législation, usages,
idées, religion, littérature, les hommes et la nation
même, devait changer au Palais les formes de la
plaidoirie et le style des avocats.

L'influence des idées philosophiques donna à la parole des avocats une élévation qu'elle n'avait pas. J'en choisis un exemple qui m'a frappé. La loi sous l'ancien régime n'était pour beaucoup d'esprits que la volonté du prince. L'esprit philosophique restitua à ce mot, le plus beau peut-être qui existe dans une langue humaine, l'admirable sens qui seul lui convient; la loi fut l'expression de la raison et de la conscience publique, manifestée par les représentants de la nation; les hommes de loi chargés de l'expliquer n'eurent plus à chercher leurs arguments dans les caprices frivoles ou dans les passions souvent corrompues d'un prince tout-puissant : ils eurent à s'éclairer des lumières de la raison publique et de la conscience humaine : cette grande manière de comprendre de grandes choses éleva le ton des avocats; la confiance du droit donne seule à la parole cette dignité qu'on n'emprunte nulle part : la dignité de la parole.... Est-ce qu'il faut, Messieurs, définir ici cette belle idée ? n'est-ce pas tout à la fois la forme de la pensée, l'autorité de l'accent, le dédain des complaisances frivoles, le caractère même de l'homme de bien convaincu empreint sur son discours comme dans les traits de son visage, en un mot, je ne sais quel geste de la diction auquel on reconnaît, sans s'y pouvoir tromper, l'énergique sincérité de la croyance : le xviiie siècle mit dans les habitudes de la parole judiciaire beaucoup de ces rares qualités.

La dignité de la parole qui semble les résumer toutes est la plus précieuse, mais elle est suivie souvent de très-près par un vice littéraire, l'emphase, habitude des esprits qui s'exercent souvent sur de grands objets. Les avocats de l'époque révolution-

naire prirent cette mauvaise habitude. Martial raconte dans une épigramme l'histoire d'un avocat qui
plaidant à propos de trois chèvres trouva le moyen
de raconter la bataille de Cannes, la guerre de Mi-
thridate, les perfidies d'Annibal et la lutte de Sylla
avec Marius. Plus d'un avocat, au xviiie siècle, parla
des droits de la raison et des priviléges de la nature à
propos du paiement arriéré de quelques loyers : un
peu plus tard on rappelait le serment du Jeu de
Paume et la nuit du 4 août à propos d'un mur mitoyen
ou du cours d'un ruisseau. Le style de la plus modeste plaidoirie reflétait les couleurs ardentes des
idées politiques ; de grands mots y résonnaient au
milieu d'idées très-simples. Cette emphase révolu-
tionnaire était mêlée d'une certaine grandeur. Sous
l'empire la grandeur disparut et l'emphase resta.

Une cause entre plusieurs altérait l'éloquence ju-

diciaire au commencement de ce siècle. Les magistrats n'étaient point libres. La liberté du juge fait la
grandeur de l'avocat : que serions-nous, Messieurs,
si au lieu de nous adresser à des âmes indépendantes
de toutes servitudes, franches de toute contrainte, libres de toute influence, nous devions parler à ces
magistrats serviles, que flétrit Montesquieu, qui, avant
de rendre leurs décisions, interrogent la volonté
d'un prince ? Il faut pour que notre liberté existe,
que celle du magistrat soit complète. Dans ce siècle
elle ne l'a pas toujours été. La parole est lâche, quand
elle s'adresse à des hommes pour qui l'estime est
impossible. J'imagine que si Démosthène eût parlé
devant la cour de Philippe au lieu de s'adresser au
peuple d'Athènes, il n'eût été qu'un rhéteur. Sauf de
grandes et admirables exceptions, les magistrats des
premières années de ce siècle obéirent docilement à

4

ce qui était alors la toute-puissance. Les avocats voulurent en vain rester debout et parler haut ; à certaines époques on ne peut trouver l'indépendance que dans la révolte ; les avocats furent en révolte permanente contre un régimequi n'en souffrait nulle part : les formes de la plaidoirie, le style de l'avocat, perdirent leur éclat; les avocats sous le premier empire furent plus grands par leur caractère que par leur talent.

Les fautes de la Restauration réveillèrent au Palais l'éloquence endormie ; le gouvernement qui, après Waterloo, donna le bâton de maréchal de France à Wellington , faisait fusiller le maréchal Ney, Labedoyère et poursuivait Drouot. De grands avocats défendirent devant les tribunaux d'exception ces grands accusés : ces défenses furent dignes du courage qui les inspirait, et de la gloire qu'elles vou-

laient protéger. Il y avait quelque chose d'inouï á
voir chargés des plus lourdes accusations ces
hommes dont l'héroïsme avait, pendant un quart de
siècle, sauvé la France sur tous les champs de bataille de l'Europe. Les défendre, c'était raconter
leur gloire; il fallait que leur vie tout entière vînt
s'asseoir avec eux au siége des accusés; ces plaidoiries, dont quelques-unes n'ont leur modèle que
dans Bossuet, resteront comme d'impérissables mo-
numents; faits pour des procès sans exemple, ces
discours ont quelque chose d'extraordinaire; ils
prouveront à jamais ce qu'on peut tenter dans l'intérêt de l'humanité et de la justice, tout ce que peut
faire oublier le fanatisme des passions politiques.
Des luttes moins graves s'ouvrirent bientôt; ce fut
le temps des procès de presse.

Les lois de 1819, qui valaient mieux que leur

date, donnaient à la liberté de la parole et de la presse des bornes qu'alors on trouvait étroites ; leur application rigoureuse soulevait les protestations du parti libéral. Heureux temps, Messieurs, où l'on prenait des tracasseries pour des persécutions, et où l'on appelait insupportable tyrannie ce qui n'était, après tout, que l'usage régulier de l'autorité légale ! Les gouvernements de 1815 et de 1830 s'imaginèrent que l'on pouvait traiter la liberté de la presse comme ces enfants à qui on donne plus de caresses à mesure qu'ils sont plus sages ; on pouvait dire à peu près tout, mais il fallait le dire habilement, pas trop bas pour être entendu, pas trop haut pour ne pas être interrompu ; il fallait des audaces discrètes et de prudentes témérités ; on était assez loin du danger pour que les craintes fussent légères ; on en était assez près pour avoir le droit précieux de laisser voir un peu d'effroi, position charmante pour les heureuses victimes de ces persécutions qui faisaient avec tant de bruit si peu de mal ; la plaidoirie, chargée de défendre des hommes d'esprit contre des poursuites ridicules prenait les armes des accusés, s'en servait aussi bien qu'eux et prouvait qu'ils étaient innocents, en étant impunément beaucoup plus coupable qu'eux-mêmes.

C'était alors les beaux jours d'une figure oe rhétorique tout athénienne et toute française : l'allusion. Dire et ne pas dire, se taire et parler, cacher sa pensée de manière à la faire voir en la couvrant de l'innocence perfide d'un mot habilement transparent, c'est tout un art dont les secrets, qui ne sont pas perdus, furent découverts par les avocats d'autrefois. J'appelle ainsi ceux qui vivaient au temps des régimes parlementaires. L'esprit gaulois aimait

fort l'apologue ; l'esprit français, plus vif et plus dé-
licat, a inventé l'allusion ; il faut un peu de recherche pour entendre les plaidoiries d'il y a qua-
rante ans ; mais alors tout était écouté, entendu,
compris, applaudi, tout ce que l'avocat disait, et
même ce qu'il ne disait pas. Qu'il jetât dans sa plaidoirie le sel mordant à pleines mains ou d'une main
discrète, le public, les magistrats, tout le monde en
goûtait la saveur ; l'allusion, partout comprise, était
répétée partout ; elle faisait rire ceux même qu'elle
attaquait, et plus d'une fois les mots spirituels,
lancés au Palais, furent applaudis jusqu'aux Tui-
leries ; c'est dire que les rieurs étaient quelquefois
du même côté que les ridicules, et que les victimes
vantaient l'habileté du coup qui les frappait.

La plaidoirie avait bien changé ; elle ne ressemblait plus ni à un sermon ni à une harangue ; elle avait les allures franches et libres d'une conversation spirituelle sur des sujets graves. Ce changement préparait une révolution : le mot convient au mouvement romantique de 1827. Le romantisme exerça son empire au Palais comme partout. La grande réforme littéraire, marquée dans la littérature française par Lamartine, V. Hugo, Merimée, Musset, Lamennais, ne pouvait manquer d'atteindre par contre-coup les esprits élevés qui a cette époque se pressaient en foule dans une des seules professions où l'indépendance des opinions ne fût pas un obstacle : l'influence du romantisme gagna, mais assez lentement, la langue judiciaire, les formes de la plaidoirie, le style de l'avocat. Pendant que la tragédie des trois unités tombait avec un éclat trop bruyant pour n'être pas scandaleux, la vieille plaidoirie classique

avec ses exordes, ses divisions, ses peroraisons des-
cendait lentement du trône qu'elle avait longtemps occupé ; elle emportait avec elle la faveur de
beaucoup de vieux magistrats, étonnés et quelque
peu effrayés de toutes ces jeunes réformes ; mais le
temps, en littérature du moins, justifie toutes les usur-
pations. La plaidoirie romantique finit par se faire
admettre.

Fille de la grande école littéraire du xixᵉ siècle,
franche de toutes les vieilles routines, peu disposée à
en accepter de nouvelles, l'éloquence judiciaire prit
une forme qu'elle n'avait pas connue jusque-là ; la
plaidoirie perdit toute uniformité ; elle changea avec
les causes, avec les hommes qui les défendaient. Les
libertés du goût particulier brisèrent les règles générales ; il n'y eut plus une manière déterminée de
bien plaider ; chaque talent eut sa manière propre.

L'éloquence, on peut le dire, rompit au Palais avec ses vieilles traditions, et elle en commença de nouvelles ; jusque-là l'art de bien plaider n'avait guère été qu'un art d'imitation ; il s'agissait de reproduire avec plus ou moins d'habileté certains modèles de l'éloquence ancienne. Il y avait certaines formes convenues ; on obéissait aux règles classiques d'une rhétorique judiciaire inspirée par Marmontel et le Batteux. De notre temps ces théories sont tombées dans une désuétude sans retour, l'éloquence judiciaire a pris des caractères nouveaux.

Je voudrais faire bien comprendre ces caractères de l'éloquence judiciaire au temps actuel. Le soin de les conserver est pour moi le fond même de l'art de bien plaider. Elles sont le principe des formes et du style que doit revêtir la plaidoirie dans les conditions où les mœurs et les institutions judiciaires la

placent de notre temps dans notre pays : si ces caractères venaient à se perdre, si ces principes tom-
baient en oubli au Palais, notre profession y per-
drait, ce me semble, une partie de sa gloire.

Ces principes se résument en un seul : il n'y a de
beauté pour la parole que dans la beauté de la pensée et du sentiment : pour bien parler, il faut penser
de grandes choses et avoir dans le cœur de nobles
sentiments : belle idée, Messieurs, qui élève singu-
lièrement l'art de bien dire. Ah! s'il n'en était pas
ainsi, s'il fallait qu'il y eût pour les paroles je ne
sais quelle beauté factice indépendante de la vérité
et de l'émotion, s'il y avait tout un ensemble d'arti-
fices plus ou moins ingénieux auxquels l'intelligence
et la conscience personnelle n'eussent point de
part, je saurais mauvais gré à nos anciens de m'avoir
chargé de vous parler des formes et du style de

la plaidoirie. Il faudrait, pour remplir une pareille tache, l'élève de ces rhéteurs anciens qui préparaient des phrases sonores pour toutes les idées, et pour toutes les émotions, qui séparaient les apparences mortes de la forme des réalités vivantes du fond et de la pensée, et croyaient que toute l'éloquence humaine se renferme dans le secret de grouper harmonieusement quelques paroles mensongères. Il n'en est pas ainsi: bien parler au Palais comme ailleurs, c'est dire des choses que l'on croit vraies, témoigner des émotions que l'on éprouve ; il n'y a d'éloquence que dans la sincérité des croyances et des émotions.

J'ai dit la sincérité. La parole de l'avocat n'est pas toujours vraie : elle ne l'est pas, elle ne peut pas l'être ; demander qu'elle le soit, c'est demander l'impossible. La parole de l'avocat doit toujours être sincère, elle peut l'être toujours ; la vérité n'est pas toujours nécessaire à l'éloquence; mais l'éloquence qui ne serait pas sincère, ne serait qu'un vain bruit de paroles. Je ne sais si je m'abuse, Messieurs; mais je me figure que la sévère application de ces grands principes prépara pour la plaidoirie une époque où elle atteignit par ses formes et le style de ses développements le point le plus élevé de la perfection. La langue française au xixᵉ siècle n'a plus les hautes et rares qualités que lui prêta le xviiᵉ siècle ; l'étude des anciens, autrefois trop cultivée, est peut-être, par une réaction trop complète, un peu négligée. Mais quel beau spectacle a présenté pendant plus de vingt ans le Barreau de notre pays! La variété extrême des talents, l'indépendance heureuse des goûts particuliers, l'affranchissement des anciennes routines, un naturel beaucoup plus sincère dans l'expression des pensées et des sentiments, le désir d'être compris plus vif que celui d'être applaudi, celui de convaincre plus puissant que celui de plaire, l'habitude d'une élégante urbanité de diction, le mépris des beautés factices et des parures empruntées, le goût des beautés vraies, une exquise délicatesse dans le choix des styles, avant tout une originalité très-personnelle des mérites propres à chaque talent, toutes ces belles qualités font de la plaidoirie au xixe siècle un miroir fidèle de l'esprit français apparaissant sous une de ses meilleures formes. Quels hommes tenaient ce miroir sous les yeux mêmes du public? Mérilhou, Berville, Hennequin, Billecoq, Bellart, Bonnet, Philippe Dupin, Vatimesnil, mort hier, à qui jadis, pour être un des premiers à notre Barreau, il ne manqua que d'y rester plus longtemps, Paillet, Bethmont, si élégant que sa plaidoirie avait le ton et la grâce d'une causerie légère et grave tout à la fois ; Liouville, dont la figure sereine, présente au milieu de nous par l'effort heureux d'un artiste éminent, rappelle à nos esprits tant de souvenirs que nos cœurs n'ont pas oubliés (1) ; de telles morts ne se réparent pas, mais les survivants de cette grande famille témoignent devant nous, Messieurs, des hautes qualités dont elle fut le berceau.

C'est un beau, c'est un noble spectacle, que celui de ces hommes sortis le front haut des luttes aujourd'hui fermées de la paroles libre, vaincus par la défaite de leurs espérances, mais obstinément fidèles à leurs convictions et donnant au travail de la pa-

---

(1) Un buste de M. Liouville, dû au ciseau de M. Etex, avait été placé dans la salle de la bibliothèque où se tiennent les conférences.

role judiciaire, à l'art difficile de la plaidoirie des loisirs et des efforts qu'ils ne pouvaient que prêter autrefois à ces soins. L'étude de la parole est une des occupations littéraires qui consolent les grands orateurs politiques du silence imposé par les événements. Nous pouvons admirer, Messieurs, dans la réunion des talents les plus divers ce rare mérite de la plaidoirie à notre époque, l'originalité. L'un, c'est le roi de la parole, il est né orateur, il a été orateur politique, il est orateur au Palais, il serait orateur dans la chaire; c'est l'homme des grands mouvements, de l'impétueuse éloquence ; il tient depuis un demi-siècle l'admiration suspendue à ses lèvres, et cette admiration, par un rare privilége, vieillit sans s'apfaiblir et applaudit toujours sans se lasser jamais.

Différent par les croyances politiques, un autre conduit sa parole à une hauteur où sa pensée l'a toujours précédée ; c'est l'homme des idées élevées et de la grande plaidoirie. Au Palais comme dans nos Parlements, il dresse les âmes de ceux qui l'écoutent à concevoir de grands desseins, à prendre de nobles décisions, et, comme l'eût dit Platon, il parle de ce qui est juste comme en parlerait la Justice elle-même. Sa plaidoirie, miroir de son âme, reflète je ne sais quelle image lumineuse du droit et de la liberté.

Élevé dans les luttes d'un Barreau qui n'est pas le nôtre, Messieurs, mais appelé à tenir partout l'un des premiers rangs, un autre donne par son talent comme une définition vivante de l'éloquence elle-même, si l'éloquence, comme l'a dit un ancien, n'est autre chose que la raison passionnée.

Un autre dont les sages conseils ont retenti si souvent pour vous dans cette salle même... Que vous dirais-je de lui, si je ne vous rappelais comment l'émotion sincère a une éloquence dont l'impression ne peut s'effacer. Malheur à ceux dont le cœur n'aurait pas d'échos pour ses paroles si pleines de tendresse et de chaleur !

Un autre enfin....Je m'arrête, Messieurs. Le jeune Scœvola, voyageant en Grèce, écouta un orateur fameux : c'était une parole pleine de délicatesse et de force, harmonieuse comme une mélodie savante, éblouissante des ornements d'un choix exquis, ironique et amère parfois, parfois douce et admirablement tendre, correcte et variée; le jeune auditeur fut ébloui. On lui suggéra de remercier le grand orateur et d'essayer l'éloge de son éloquence : « Non, répondit-il, je n'en ferai rien; il faut, pour louer utilement une telle parole, chercher des hommes qui depuis longtemps ne l'aient pas entendue. » J'ai toujours pensé que Scœvola avait raison, et je veux être

5

aussi sage que lui, comme j'ai été tout à l'heure aussi heureux.

Ces talents, Messieurs, si divers et si brillants, ont jeté le plus vif éclat dans le passé ; le temps présent n'est pas celui des grandes plaidoiries ; deux causes principales corrompent de nos jours, au Palais, l'art de bien plaider.

Il y a vingt ans, Messieurs, c'était le temps des procès politiques. Ce fut un beau temps pour les avocats si, comme ils le firent eux-mêmes, on ne compte pour rien les dangers courus, les intérêts personnels sacrifiés, les dévouements prodigués, les fatigues et les gênes de toute sorte imposées à ceux qui défendaient les amis de la liberté sous un régime qui ne l'aimait pas. Les grands devoirs dont on acceptait le fardeau étaient rendus faciles et comme allégés par les récompenses si enviables de l'opinion publique, par le droit de discuter devant le pays tout entier les plus grandes questions de la politique à propos des intérêts privés les plus graves; cette gloire était chèrement payée; mais elle répandait sur la plaidoirie l'éclat dont elle couvrait l'avocat. La parole était courageuse ; c'est dire qu'elle était ferme, élevée, sans faste ni vaine élégance; elle n'était pas parfaitement libre; la surveillance inquiète qui la poursuivait la forçait à être habile, ingénieuse et ingénument mordante ; elle éveillait au loin des échos ; il fallait qu'elle fût digne nonseulement de quelques magistrats qui l'entendaient, mais du pays entier qui l'écoutait ; elle faisait en quelques heures le tour de la France. Ces grandes plaidoiries politiques avidement recueillies, toujours comprises et habilement commentées, elles portaient partout et laissaient après elles la préoccupation des intérêts publics, le sentiment de la dignité nationale, l'amour de la liberté et cette haute confiance dans la force du bon droit, qui fait seule la grandeur d'un peuple.

Ces beaux jours ne sont plus; ce n'est plus devant le pouvoir judiciaire que tombent les lutteurs vaincus de la presse, c'est devant une administration où les avocats ne sont pas reçus et où ils ne voudraient pas l'être, sachant bien que la parole est sans dignité quand elle est inutile. Si encore parfois un procès de presse vient rappeler au public qu'il existe des juges, il ne saurait lui rappeler qu'il existe toujours des avocats; ceux-ci ne sont entendus qu'à huis clos; ils doivent s'émouvoir à huis clos, s'indigner à huis clos; la presse ne peut répéter leurs paroles dites à huis clos; et si par hasard la postérité, qui ne peut pas tout savoir, ne voyait que dans nos feuilles publiques le récit des procès de presse sous le régime actuel, la postérité pourrait croire que, de notre temps, les accusés politiques n'étaient pas défendus ; la postérité se tromperait. Mais les procès politiques ont emporté avec eux les plus belles occasions de la grande plaidoirie.

N'accusons pas le présent par des plaintes indiscrètes ; si nos fautes n'ont pas fait le mal, elles l'aggravent ; tous les arts de notre temps sont attaqués par une même doctrine, le réalisme : il y a des avocats réalistes.

Ils veulent que le style des géomètres convienne à l'avocat ; écoutez-les : leur parole froide comme une analyse mathématique démontre des théorèmes ; les faits se traduisent par des dates et se jugent par des chiffres ; leur plaidoirie ne peint jamais : elle dessine, que dis-je ? elle trace des lignes.

Ils ont le secret d'être exacts sans être vrais ; la vérité tient à des nuances qu'ils ne saisissent pas, à des couleurs qu'ils effacent, à des détails qu'ils négligent ; comparez un récit de Paillet au récit d'un avocat réaliste ! chez l'un tout est froid ; les faits sont numérotés comme les pièces d'une succession bien inventoriée : on sait tout de chacune des parties même ce qu'on n'a pas besoin de savoir, mais sachant tout, on ne connaît rien ; les faits de la cause sont pour l'esprit du juge comme une musique que son oreille n'aurait pas entendue, et que ses yeux seuls auraient déchiffrée. Quand on lit ces plaidoyers on tourne avec ennui les pages, et quand on les écoute bien souvent on tourne la tête. Chez Paillet les faits vivent, sont des personnes ; l'avocat, j'allais dire l'historien, peut-être même le romancier, les dispose avec un art merveilleux ;

ils viennent dans un ordre savant. C'est un tableau dont toutes les figures parlent. Quand on lit ces plaidoiries et que l'exposé des faits se termine, on éprouve le même sentiment qu'à la lecture d'un roman, quand on arrive au dernier chapitre ; qu'au théâtre quand le rideau va tomber sur le dernier acte. Pascal, qui eut des pensées profondes sur toutes choses, dit quelque part que l'art de persuader consiste autant en celui d'agréer qu'en celui de convaincre. N'est-ce pas la réponse la plus juste que l'on puisse faire aux théories du réalisme oratoire ? Non, Messieurs, le soin ingénieux de la pensée, la recherche attentive de l'expression heureuse, le goût d'une élégante diction, l'habile disposition des idées, l'étude assidue qui donne à la parole une harmonie ne sont pas des jeux puérils de l'esprit.

Vous le voyez, Messieurs, il y a deux grandes époques pour l'histoire de la plaidoirie, deux mouvements pour ses destinées. L'ancien régime de la plaidoirie, c'est l'imitation servile de modèles étrangers, c'est la perpétuelle affectation dans la parole, le respect d'une forme arbitrairement convenue. Une fausse doctrine littéraire est le principe de ces errements funestes, c'est qu'il y aurait lieu à distinguer entre le fond et la forme, et que la parole peut être éloquente et belle, quand la pensée n'est ni grande ni vraie. Le nouveau régime, c'est le dédain des traditions, le goût de l'originalité et des talents particuliers, l'amour immodéré peut-être de l'indépendance ; une doctrine littéraire très-juste est le fondement de ce régime nouveau : c'est qu'il n'y a pas d'autres règles pour la parole que pour la raison, et que pour parler bien, il faut penser juste.

Voilà, Messieurs, les leçons que m'a données l'étude de nos anciens avocats, le commerce de nos maîtres contemporains. Fasse le ciel qu'en les répétant je ne leur aie pas enlevé toute leur autorité! Nous ne savons pas, Messieurs, ce que nous réserve l'avenir. Hommes publics ou hommes privés, nous ne pouvons prévenir, par des espérances indiscrètes et imprudentes, les destinées qui nous attendent; mais ce que chacun de nous peut faire sans crainte, c'est de donner à sa pensée, à sa parole, à son esprit tout entier, ces fortes et salutaires habitudes qui, avec la grandeur du caractère, rendent l'homme capable de tout supporter, de tout oser. Dans presque tous les temps, l'art de bien dire a joui d'une liberté qu'aucun pouvoir, quelque absolu qu'il fût, n'a osé lui envier. Profitons de cette liberté paisible; cet art difficile n'est point de ceux qui amusent sans profit l'esprit d'un peuple en décadence; il est de ceux qui abrégent, par une noble occupation, les jours mauvais et préparent aux jours meilleurs.

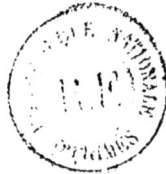

Imprim. de W. REMQUET, GOUPY et Cⁱᵉ, rue Garancière, 5.

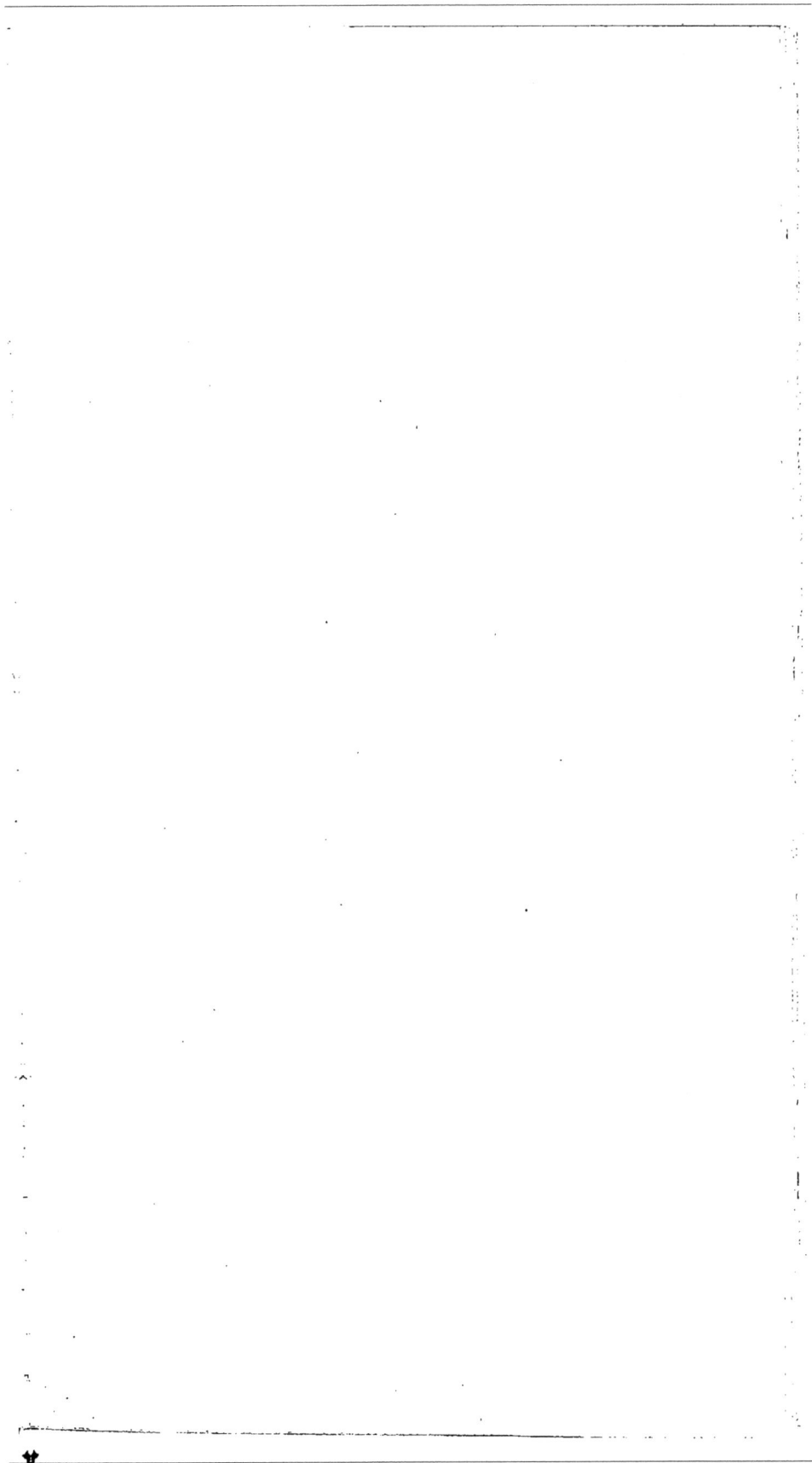

www.ingramcontent.com/pod-product-compliance
Lightning Source LLC
Chambersburg PA
CBHW030929220326
41521CB00039B/1688